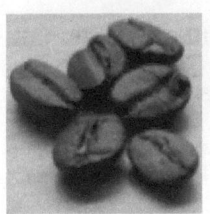

Inhaltsverzeichnis

Einleitung:

Der Koffeinkonsum nimmt weltweit zu. Die zugrundeliegenden Motivationen sind hauptsächlich Konzentration, Gedächtnissteigerung und Verbesserung der körperlichen Leistungsfähigkeit. (1)

Die Verwendung von Koffein, um wach und wachsam zu bleiben, ist eine langjährige Gewohnheit. Kaffee ist nach Wasser das beliebteste Getränk und wird weltweit in einer täglichen Menge von ca. 1,6 Milliarden Tassen konsumiert. Dies ist eine beeindruckende Zahl. (1)

Die Etymologie des Wortes „Kaffee" ist ungewiss. Der botanische Name der Pflanze, aus der Kaffee gewonnen wird, lautet Coffea Arabica: Sie hat ihren Ursprung in Äthiopien und ist eine außergewöhnlich robuste selbstbestäubende Pflanze. (1)

Koffein ist in mehr als sechzig Pflanzen enthalten, was eine bemerkenswerte Zahl ist. Daher wurde angenommen, dass Koffein ursprünglich ein geringfügiger Nährstoff war, der für die Pflanze nicht wesentlich, aber als Pestizid äußerst nützlich ist. Tatsächlich ist Koffein für verschiedene Insekten und Tiere, insbesondere für Pflanzenfresser, giftig. (1,2)

In Bezug auf die kognitiven Funktionen wurden die Eigenschaften von Koffein sowohl in Human- als auch in Tierstudien untersucht. In epidemiologischen Berichten wurde ein Zusammenhang zwischen chronischem Koffeinkonsum und einem signifikant geringeren Risiko für die Entwicklung neurodegenerativer Erkrankungen wie Alzheimer beschrieben. (3). Ebenso hat sich gezeigt, dass eine chronische Behandlung mit Koffein bei experimentellen Modellen der Alzheimer-Krankheit zur Verhinderung der β-Amyloid (Aβ) - Produktion und von Gedächtnisstörungen wirksam ist. (4, 5) Während Koffein Gedächtnisstörungen aufgrund von Störungen der Hirnhomöostase zu verhindern oder wiederherzustellen scheint, (6) sind seine kognitionsfördernden Eigenschaften immer noch umstritten. (7, 8)

Das vorliegende Buch gibt eine Zusammenfassung wesentlicher Wirkungen von Koffein auf den Menschen, basierend auf rezenten wissenschaftlichen Studien. Obwohl für vertiefende Informationen der einzelnen Themen in Hinblick auf die Wirkung von Koffein in diesem Buch, auf weiterführende Literatur verwiesen wird (siehe z.B. Referenzen), bietet dieses Buch einen detailreichen Überblick über viele der wesentlichen Wirkungen von Koffein.

Wirkungen von Koffein auf das zentrale Nervensystem:

Koffein ist das am häufigsten konsumierte Stimulans für das zentrale Nervensystem. Drei Hauptwirkungsmechanismen von Koffein auf das Zentralnervensystem wurden beschrieben. Die Mobilisierung von intrazellulärem Calcium und die Hemmung spezifischer Phosphodiesterasen treten nur bei hohen nichtphysiologischen Konzentrationen von Koffein auf. Der einzig wahrscheinliche Wirkungsmechanismus des Methylxanthin ist der Antagonismus auf der Ebene der Adenosinrezeptoren. Koffein erhöht den Energiestoffwechsel im gesamten Gehirn, verringert aber gleichzeitig den zerebralen Blutfluss und induziert eine relative Gehirnhypoperfusion. (9)

Koffein aktiviert Noradrenalin-Neuronen und scheint die lokale Freisetzung von Dopamin zu beeinflussen. Viele der alarmierenden Wirkungen von Koffein hängen möglicherweise mit der Wirkung von Methylxanthin auf Serotonin-Neuronen zusammen. Das Methylxanthin induziert bei Tieren eine Dosis-Wirkungs-Steigerung der Bewegungsaktivität. Die psychostimulierende Wirkung auf den Menschen ist jedoch oft subtil und nicht leicht zu erkennen. Die Auswirkungen von Koffein auf Lernen, Gedächtnis, Leistung und Koordination hängen eher mit der Methylxanthinwirkung auf Erregung, Wachsamkeit und Müdigkeit zusammen. Koffein übt offensichtliche Wirkungen auf Angst und Schlaf aus, die je nach individueller Empfindlichkeit gegenüber Methylxanthin variieren. (9)

Verwendung von Koffein in kosmetischen Produkten:

Koffein wird aufgrund seiner hohen biologischen Aktivität und seiner Fähigkeit, die Hautbarriere zu durchdringen, zunehmend in Kosmetika verwendet. Dieses Alkaloid wird häufig als hydrophile Modellsubstanz bei der Hautpenetration von Mensch und Tier sowie bei verschiedenen synthetischen Membranen unter Verwendung von Diffusionszell-Experimenten verwendet. Die im Handel erhältlichen topischen Formulierungen von Koffein enthalten normalerweise 3% Koffein. Für kosmetische Zwecke wird Koffein als Wirkstoff in Anti-Cellulite-Produkten verwendet, da es eine übermäßige Ansammlung von Fett in Zellen verhindert und den Fettabbau während der Lipolyse durch Hemmung der Phosphodiesteraseaktivität stimuliert. Koffein hat starke antioxidative Eigenschaften. Es schützt die Zellen vor UV-Strahlung und verlangsamt die Lichtalterung der Haut. (10)

Antioxidative Wirkung von Koffein:

Zusätzlich zum pharmakologischen Antagonismus von Adenosinrezeptoren scheint Koffein ein starkes Antioxidans zu sein und moduliert die durch Hyperoxie induzierte pulmonale oxidative Stressantwort und damit die Schutzeigenschaften im Tiermodell. (11)

Wirkung von Koffein auf Gefäße:

Koffein ist ein Xanthin mit verschiedenen Wirkungen und Wirkmechanismen im Gefäßgewebe. In Endothelzellen erhöht es das intrazelluläre Kalzium und stimuliert die Produktion von Stickstoffmonoxid durch die Expression des endothelialen Stickstoffmonoxidsynthaseenzyms. Stickstoffmonoxid wird in die glatten Gefäßmuskelzellen diffundiert, um eine Vasodilatation zu bewirken. In glatten Gefäßmuskelzellen ist die Wirkung vorwiegend eine kompetitive Hemmung der Phosphodiesterase, die zu einer Akkumulation von cyclischem AMP (cAMP) und Vasodilatation führt. Zusätzlich blockiert es die im Gefäßgewebe vorhandenen Adenosinrezeptoren, um eine Vasokonstriktion zu erzeugen, was zu erhöhtem Blutdruck und Wirkungen auf das Kreislaufsystem führen kann. (12)

Koffein und Abhängigkeit:

Koffein ist ein Stimulans des Zentralnervensystems (ZNS) der Methylxanthin-Klasse und eines der weltweit am häufigsten verwendeten Medikamente. Im Gegensatz zu anderen psychoaktiven Medikamenten ist es legal, billig und in fast allen Teilen der Welt nicht reguliert. Personen, die üblicherweise koffeinhaltige Getränke trinken, können eine physische, emotionale und psychische Abhängigkeit davon entwickeln und nach einem plötzlichen Absetzen der Koffeinaufnahme ein Koffeinentzugssyndrom entwickeln. (13)

Der Wirkungsmechanismus von Koffein unterscheidet sich etwas von dem von Kokain und den substituierten Amphetaminen. Koffein blockiert die Adenosinrezeptoren A und A2A. Eine leichte körperliche Abhängigkeit kann durch eine übermäßige Koffeinaufnahme verursacht werden. (14-17)

Koffein als erogenes Hilfsmittel:

Koffein ist ein bewährtes ergogenes Hilfsmittel beim Menschen. [39] Koffein verbessert die sportliche Leistung bei aeroben (insbesondere Ausdauersportarten) und anaeroben Bedingungen. (18)

Koffein und Blutdruck:

Koffein kann den Blutdruck erhöhen und eine Vasokonstriktion verursachen. (19-21)

Koffein und der Magen-Darm Trakt:

Kaffee und Koffein können die Magen-Darm-Motilität und die Magensäuresekretion beeinflussen. (22-24)

Auswahl weiterer unerwünschter Wirkungen von Koffein:

Geringfügige unerwünschte Symptome aufgrund der Aufnahme von Koffein, die nicht schwerwiegend genug sind, um eine psychiatrische Diagnose zu rechtfertigen, sind häufig und umfassen leichte Angstzustände, Nervosität, Schlaflosigkeit, erhöhte Schlaflatenz und verringerte Koordination. (25, 26)

Mögliche protektive Effekte von Koffein:

Eine stimulierende Wirkung von Koffein hat sich bei der Behandlung von Patienten mit vielen neurologischen Störungen, einschließlich der Alzheimer-Krankheit (AD), als nützlich erwiesen. (27)

Koffein und Parasympathikus:

Koffein verzögert die Wiederherstellung des Parasympathikus nach sportlicher Betätigung bei Personen mit geringerer kardiorespiratorischer Kapazität. (28)

Effekte von Koffein auf Schmerz:

In mehreren Studien wurde berichtet, dass akuter Koffeinkonsum über die Nahrung Schmerzen lindern kann. (29, 30) Darüber hinaus kann Koffein in Dosen zwischen 300 und 500 mg Kopfschmerzen nach einer Durapunktion lindern, was die häufigste Komplikation bei Lumbalpunktionen darstellt. (31)

Genetische Variation:

Die molekularen Ziele von Koffein, nämlich die Adenosinrezeptoren, weisen eine große genetische Variabilität auf. Beispielsweise können häufige Varianten des Gens, das für den A2a-Rezeptor kodiert, den Schlaf stören, (32) oder bei einigen Personen nach Einnahme von Koffein Angst hervorrufen. (33) Weitere Studien sind erforderlich, um die Auswirkungen genetischer Varianten auf die Folgen des Koffeinkonsums zu bestimmen (34), und zwar nicht nur im Zentralnervensystem, sondern auch in anderen Organen wie dem Herzen. (35)

Koffein und Diurese:

Koffein weist diretische Effekte auf, wie in Studien gezeigt werden konnte. (36, 37)

Patienten mit psychischen Erkrankungen:

Eine Population, bei der möglicherweise ein Risiko für Nebenwirkungen von Koffein besteht, sind Patienten mit psychischen Erkrankungen. Der Koffeinantagonismus von Adenosinrezeptoren kann zu einer verstärkten dopaminergen Signalübertragung führen, die vermutlich auf einer Kombination von erhöhter Dopaminfreisetzung (38, 39), Hochregulierung von Dopaminrezeptoren und erhöhter Affinität von Dopaminrezeptoren für Dopamin im Striatum und im Nucleus accumbens beruht. (40) Darüber hinaus können Adenosinrezeptoren mit Dopaminrezeptoren (41) Heterodimere bilden, die die Dopaminsignalisierung modulieren können. Bei einigen psychiatrischen Erkrankungen wie

Parkinson, Alzheimer und Depressionen kann der Koffeinantagonismus der Adenosinrezeptoren die Symptome verbessern (42, 43) und das Fortschreiten der Neurodegeneration verlangsamen, wie in Studien beschrieen wurde. (44, 45) Koffein verstärkt depressive Symptome. (46) Auch bei anderen psychischen Erkrankungen wie Schizophrenie kann Koffein die psychotischen Symptome verschlimmern (47), obwohl der Großteil dieser Literatur anhand von Fallstudien mit nur sehr wenigen placebokontrollierten Doppelblindstudien existiert. (48) Es gibt auch Daten dazu, dass ein höherer Koffeinkonsum mit einer Verstärkung von Angstsymptomen verbunden ist (49, 50) und das Risiko eines Symptomrückfalls (51) und eines Suizids bei Patienten mit bipolarer Störung erhöhen kann. (52) Schließlich gibt es starke empirische Hinweise dafür, dass Koffein die lohnenden Wirkungen von Drogenmissbrauch potenziert (53-55), was darauf hindeutet, dass der Koffeinkonsum die Anfälligkeit für Substanzstörungen erhöhen kann .(56) Das Fehlen randomisierter Kontrollstudien zur Wirkung von Koffein bei Patienten mit psychischen Erkrankungen erschwert die Bestimmung sicherer Dosen, der Auswirkungen von akutem und chronischem Koffein sowie möglicher Wechselwirkungen zwischen Koffein und Medikamenten.

Tod durch Aufnahme von Koffein scheint selten zu sein. Diese Seltenheit kann zum Teil auf die ausgeprägte Reizung des Magens durch Koffein zurückzuführen sein, die zu einem spontanen Erbrechen führt. Trotzdem wurden mehrere Krankenhauseinweisungen und einige Todesfälle aufgrund von Koffeintoxizität gemeldet. (57)

Koffein und Geburtsgewicht: In mehreren Studien wurde ein signifikant negativer Zusammenhang zwischen mütterlichem Koffeinkonsum und Geburtsgewicht festgestellt. (58-61)

Eine Exposition des Fötus gegenüber Koffein während der Schwangerschaft kann möglicherweise dauerhafte Auswirkungen haben, insbesondere im Gehirn. (62) Im Alter von 6 Monaten scheiden Säuglinge Koffein mit der gleichen Rate aus wie Erwachsene (62).

Koffein und Lebererkrankungen:

Studien legen nahe, dass bei Patienten mit chronischer Lebererkrankung der tägliche Kaffeekonsum gefördert werden sollte, da sich gezeigt hat, dass sich bei Patienten mit chronischer Lebererkrankung, die Kaffee konsumieren, das Risiko eines Fortschreitens der Leberzirrhose verringert, und die Sterblichkeitsrate reduziert. (64)

Koffein ist die am häufigsten konsumierte psychoaktive Droge der Welt. Natürliche Koffeinquellen sind Kaffee, Tee und Schokolade. Synthetisches Koffein wird auch Produkten zugesetzt, um Erregung, Wachsamkeit, Energie und erhöhte Stimmung zu fördern. In den letzten Jahren haben die Einführung neuer koffeinhaltiger Lebensmittelprodukte sowie Änderungen im Konsummuster der traditionelleren Koffeinquellen die Prüfung des Gesamtkoffeinkonsums und seiner potenziellen kumulativen Auswirkungen durch die Gesundheitsbehörden und die Aufsichtsbehörden verstärkt, insbesondere in Hinblick auf Verhalten und Physiologie. Besonders besorgniserregend ist die Rate der Koffeinaufnahme in Bevölkerungsgruppen, die potenziell anfällig für die negativen Auswirkungen des Koffeinkonsums sind: Schwangere und stillende Frauen, Kinder und Jugendliche, junge Erwachsene sowie Menschen mit Herzerkrankungen oder anderen gesundheitlichen Problemen, wie z. B. psychischen Erkrankungen. Für gesunde Erwachsene ist der Koffeinkonsum relativ sicher ist, für einige gefährdete Bevölkerungsgruppen jedoch kann der Koffeinkonsum schädlich sein, einschließlich in Zusammenhang mit einer Beeinträchtigungen der Herz-Kreislauf-Funktion, des Schlafs und des Substanzkonsums. (1-63)

Neben den oben erwänten in Studien beschriebenen positiven Effekten von Koffein auf den menschlichen Organismus, zeigen vorhandene Daten auch, dass Frauen und Kinder im gebärfähigen Alter Risikogruppen sind, die möglicherweise spezifische Empfehlungen zur Milderung ihrer Koffeinaufnahme benötigen. (63)

Referenzen:

1. Cappelletti S, Piacentino D, Sani G, Aromatario M. Caffeine: cognitive and physical performance enhancer or psychoactive drug? [published correction appears in Curr Neuropharmacol. 2015;13(4):554. Daria, Piacentino [corrected to Piacentino, Daria]]. Curr Neuropharmacol. 2015;13(1):71–88. doi:10.2174/1570159X13666141210215655

2. Lee R.A., Balick M.J. Rx: Caffeine. Explore (NY), 2006;2(1):55–59. doi: 10.1016/j.explore.2005.10.012.

3. Eskelinen M.H., Ngandu T., Tuomilehto J., Soininen H., Kivipelto M. Midlife coffee and tea drinking and the risk of late-life dementia: a population-based CAIDE study. J. Alzheimers Dis. 2009;16(1):85–91. doi: 10.3233/JAD-2009-0920.

F., Costa M.S., Schein V., Kazlauckas V., Kalinine E., Souza D.O., Cunha R.A., Porciúncula L.O. Caffeine consumption prevents memory impairment, neuronal damage, and adenosine A2A receptors upregulation in the hippocampus of a rat model of sporadic dementia. J. Alzheimers Dis. 2013;34(2):509–518. doi: 10.3233/JAD-111982.

5. Dall'Igna OP, Fett P, Gomes MW, Souza DO, Cunha RA, Lara DR. Caffeine and adenosine A(2a) receptor antagonists prevent beta-amyloid (25-35)-induced cognitive deficits in mice. Exp. Neurol. 2007;203:241–245.

6. Cunha R.A., Agostinho P.M. Chronic caffeine consumption prevents memory disturbance in different animal models of memory

decline. J. Alzheimers Dis. 2010;20(Suppl. 1):S95–S116. doi: 10.3233/JAD-2010-1408.

7. Einöther S.J., Giesbrecht T. Caffeine as an attention enhancer: reviewing existing assumptions. Psychopharmacology (Berl.) 2013;225(2):251–274. doi: 10.1007/s00213-012-2917-4.

8. Rogers P.J., Heatherley S.V., Mullings E.L., Smith J.E. Faster but not smarter: effects of caffeine and caffeine withdrawal on alertness and performance. Psychopharmacology (Berl.) 2013;226(2):229–240. doi: 10.1007/s00213-012-2889-4.

9. Nehlig A1, Daval JL, Debry G. Caffeine and the central nervous system: mechanisms of action, biochemical, meta bolic and psychostimulant effects. Brain Res Brain Res Rev. 1992 May-Aug;17(2):139-70.

10. Herman A, Herman AP. Caffeine's mechanisms of action and its cosmetic use.Skin Pharmacol Physiol. 2013;26(1):8-14.

11. Stefanie Endesfelder, Evelyn Strauß, Till Scheuer, Thomas Schmitz, and Christoph Bührer. Antioxidative effects of caffeine in a hyperoxia-based rat model of bronchopulmonary dysplasia. Respir Res. 2019; 20: 88.

12. Darío Echeverri, Félix R. Montes, Mariana Cabrera, Angélica Galán, and Angélica Prieto. Caffeine's Vascular Mechanisms of Action. Int J Vasc Med. 2010; 2010: 834060.

13. Karima R. Sajadi-Ernazarova1; Richard J. Hamilton2. Caffeine, Withdrawal. Treasure Island (FL): StatPearls Publishing; 2019 Jan-.

14. Fisone, G, Borgkvist A, Usiello A (2004): Caffeine as a psychomotor stimulant: Mechanism of Action. Cellular and Molecular Life Sciences 61:857-872.

15. Addicott, Merideth A. (2014). "Caffeine Use Disorder: A Review of the Evidence and Future Implications". Current Addiction Reports. 1 (3): 186–192.

16. Malenka RC, Nestler EJ, Hyman SE (2009). "Chapter 15: Reinforcement and Addictive Disorders". In Sydor A, Brown RY (eds.). Molecular Neuropharmacology: A Foundation for Clinical Neuroscience (2nd ed.). New York: McGraw-Hill Medical. p. 375. Long-term caffeine use can lead to mild physical dependence. A withdrawal syndrome characterized by drowsiness, irritability, and headache typically lasts no longer than a day. True compulsive use of caffeine has not been documented.

17. Hall, Harriet. "Caffeine Withdrawal Headaches". Science-Based Medicine. Retrieved 30 May 2019.

18. Pesta DH, Angadi SS, Burtscher M, Roberts CK (December 2013). "The effects of caffeine, nicotine, ethanol, and tetrahydrocannabinol on exercise performance". Nutrition & Metabolism. 10 (1): 71.

19. Daniels JW, Molé PA, Shaffrath JD, Stebbins CL (July 1998). "Effects of caffeine on blood pressure, heart rate, and forearm blood flow during dynamic leg exercise". Journal of Applied Physiology. 85 (1): 154–9.

20. racco D, Ferrarra JM, Arnaud MJ, Jéquier E, Schutz Y (October 1995). "Effects of caffeine on energy metabolism, heart rate, and

methylxanthine metabolism in lean and obese women". The American Journal of Physiology. 269 (4 Pt 1): E671–8.

21. Mahmud A, Feely J (August 2001). "Acute effect of caffeine on arterial stiffness and aortic pressure waveform". Hypertension. 38 (2): 227–31.

22. Boekema PJ, Samsom M, van Berge Henegouwen GP, Smout AJ (1999). "Coffee and gastrointestinal function: facts and fiction. A review". Scandinavian Journal of Gastroenterology. Supplement. 230 (230): 35–9.

23. Cohen S, Booth GH (October 1975). "Gastric acid secretion and lower-esophageal-sphincter pressure in response to coffee and caffeine". The New England Journal of Medicine. 293 (18): 897–9.

24. Sherwood L, Kell R (2009). Human Physiology: From Cells to Systems (1st Canadian ed.). Nelsen. pp. 613–9.

25. olton S, Null G (1981). "Caffeine: Psychological Effects, Use and Abuse" (PDF). Orthomolecular Psychiatry. 10 (3): 202–211.

26. Tarnopolsky MA (2010). "Caffeine and creatine use in sport". Annals of Nutrition & Metabolism. 57 Suppl 2: 1–8.

27. Hussain A, Tabrez ES, Mavrych V, Bolgova O, Peela JR. Caffeine: A Potential Protective Agent Against Cognitive Decline in Alzheimer's Disease. Crit Rev Eukaryot Gene Expr. 2018;28(1):67-72.

28. Luana A. Gonzaga ,Luiz C. M. Vanderlei, Rayana L. Gomes, ,David M. Garner and Vitor E. Valenti. Involvement of

Cardiorespiratory Capacity on the Acute Effects of Caffeine on Autonomic Recovery. Medicina 2019, 55(5), 196; https://doi.org/10.3390/medicina55050196

29. Leathwood PD, Pollet P. Diet-induced mood changes in normal populations. J Psychiatr Res (1982) 17:147–54.10.1016/0022-3956(82)90016-4

30. Larroque B, Kaminski M, Lelong N, Subtil D, Dehaene P. Effects of birth weight of alcohol and caffeine consumption during pregnancy. Am J Epidemiol (1993) 137:941–50.10.1093/oxfordjournals.aje.a116764

31. Lee WC, Neugut AI, Garbowski GC, Forde KA, Treat MR, Waye JD, et al. Cigarettes, alcohol, coffee, and caffeine as risk factors for colorectal adenomatous polyps. Ann Epidemiol (1993) 3:239–44.10.1016/1047-2797(93)90025-Y

32. Retey JV, Adam M, Khatami R, Luhmann UF, Jung HH, Berger W, et al. A genetic variation in the adenosine A2A receptor gene (ADORA2A) contributes to individual sensitivity to caffeine effects on sleep. Clin Pharmacol Ther (2007) 81:692–8.10.1038/sj.clpt.6100102

33. Alsene K, Deckert J, Sand P, de Wit H. Association between A2a receptor gene polymorphisms and caffeine-induced anxiety. Neuropsychopharmacology (2003) 28:1694–702.10.1038/sj.npp.1300232

34. Yang A, Palmer AA, de Wit H. Genetics of caffeine consumption and responses to caffeine. Psychopharmacology (Berl) (2010) 211:245–57.10.1007/s00213-010-1900-1

35. Cornelis MC, El-Sohemy A, Campos H. Genetic polymorphism of the adenosine A2A receptor is associated with habitual caffeine consumption. Am J Clin Nutr (2007) 86:240–4.

36. Passmore AP, Kondowe GB, Johnston GD. Renal and cardiovascular effects of caffeine: a dose-response study. Clin Sci (Lond) (1987) 72:749–56.10.1042/cs0720749

37. Riesenhuber A, Boehm M, Posch M, Aufricht C. Diuretic potential of energy drinks. Amino Acids(2006) 31:81–3.10.1007/s00726-006-0363-5

38. Solinas M, Ferre S, You ZB, Karcz-Kubicha M, Popoli P, Goldberg SR. Caffeine induces dopamine and glutamate release in the shell of the nucleus accumbens. J Neurosci (2002) 22:6321–4.

39. Quarta D, Ferre S, Solinas M, You ZB, Hockemeyer J, Popoli P, et al. Opposite modulatory roles for adenosine A1 and A2A receptors on glutamate and dopamine release in the shell of the nucleus accumbens. Effects of chronic caffeine exposure. J Neurochem (2004) 88:1151–8.10.1046/j.1471-4159.2003.02245.x

40. Volkow ND, Wang GJ, Logan J, Alexoff D, Fowler JS, Thanos PK, et al. Caffeine increases striatal dopamine D2/D3 receptor availability in the human brain. Transl Psychiatry (2015) 5:e549.10.1038/tp.2015.46

41. Ciruela F, Gomez-Soler M, Guidolin D, Borroto-Escuela DO, Agnati LF, Fuxe K, et al. Adenosine receptor containing oligomers: their role in the control of dopamine and glutamate neurotransmission in the brain. Biochim Biophys Acta (2011) 1808:1245–55.10.1016/j.bbamem.2011.02.007

42. Arendash GW, Mori T, Cao C, Mamcarz M, Runfeldt M, Dickson A, et al. Caffeine reverses cognitive impairment and decreases brain amyloid-beta levels in aged Alzheimer's disease mice. J Alzheimers Dis(2009) 17:661–80.10.3233/JAD-2009-1087

43. Wang L, Shen X, Wu Y, Zhang D. Coffee and caffeine consumption and depression: a meta-analysis of observational studies. Aust   N   Z   J   Psychiatry (2016) 50:228–10.1177/0004867415603131

44. Chu YF, Chang WH, Black RM, Liu JR, Sompol P, Chen Y, et al. Crude caffeine reduces memory impairment and amyloid beta(1-42) levels in an Alzheimer's mouse model. Food Chem (2012) 135:2095–102.10.1016/j.foodchem.2012.04.148

45. Sonsalla PK, Wong LY, Harris SL, Richardson JR, Khobahy I, Li W, et al. Delayed caffeine treatment prevents nigral dopamine neuron loss in a progressive rat model of Parkinson's disease. Exp Neurol (2012) 234:482–7.10.1016/j.expneurol.2012.01.022

46. Azagba S, Langille D, Asbridge M. An emerging adolescent health risk: caffeinated energy drink consumption patterns among high   school   students. Prev   Med (2014) 62:54–9.10.1016/j.ypmed.2014.01.019

47. Lucas PB, Pickar D, Kelsoe J, Rapaport M, Pato C, Hommer D. Effects of the acute administration of caffeine in patients with schizophrenia. Biol   Psychiatry (1990) 28:35–40.10.1016/0006-3223(90)90429-6

48. Wang HR, Woo YS, Bahk WM. Caffeine-induced psychiatric manifestations: a review. Int Clin Psychopharmacol (2015) 30:179–82.10.1097/YIC.0000000000000076

49. Hofmeister EH, Muilenburg JL, Kogan L, Elrod SM. Over-the-counter stimulant, depressant, and nootropic use by veterinary students. J Vet Med Educ (2010) 37:403–16.10.3138/jvme.37.4.403

50. Richards G, Smith A. Caffeine consumption and self-assessed stress, anxiety, and depression in secondary school children. J Psychopharmacol (2015) 29:1236–47.10.1177/0269881115612404

51. Rizkallah E, Belanger M, Stavro K, Dussault M, Pampoulova T, Chiasson JP, et al. Could the use of energy drinks induce manic or depressive relapse among abstinent substance use disorder patients with comorbid bipolar spectrum disorder? Bipolar Disord (2011) 13:578–80.10.1111/j.1399-5618.2011.00951.x

52. Baethge C, Tondo L, Lepri B, Baldessarini RJ. Coffee and cigarette use: association with suicidal acts in 352 Sardinian bipolar disorder patients. Bipolar Disord (2009) 11:494–503.10.1111/j.1399-5618.2009.00727.x

53. Schenk S, Worley CM, McNamara C, Valadez A. Acute and repeated exposure to caffeine: effects on reinstatement of extinguished cocaine-taking behavior in rats. Psychopharmacology (Berl) (1996) 126:17–23.10.1007/BF02246406

54. Gasior M, Jaszyna M, Munzar P, Witkin JM, Goldberg SR. Caffeine potentiates the discriminative-stimulus effects of nicotine in rats. Psychopharmacology (Berl) (2002) 162:385–95.10.1007/s00213-002-1113-3

55. Munzar P, Justinova Z, Kutkat SW, Ferre S, Goldberg SR. Adenosinergic modulation of the discriminative-stimulus effects of methamphetamine in rats. Psychopharmacology (Berl) (2002) 161:348–55.10.1007/s00213-002-1075-5

56. Kendler KS, Myers J, O Gardner C. Caffeine intake, toxicity and dependence and lifetime risk for psychiatric and substance use disorders: an epidemiologic and co-twin control analysis. Psychol Med(2006) 36:1717–25.10.1017/S0033291706008622

57. Institute of Medicine. Caffeine in Food and Dietary Supplements: Examining Safety. Washington, DC: National Academies Press; (2014).

119:1–49.10.1016/B978-0-12-801022-8.00001-5

58. Chen L, Bell EM, Browne ML, Druschel CM, Romitti PA, National Birth Defects Prevention StudyExploring maternal patterns of dietary caffeine consumption before conception and during pregnancy. Matern Child Health J (2014) 18:2446–55.10.1007/s10995-014-1483-2

59. Hoyt AT, Browne M, Richardson S, Romitti P, Druschel C, National Birth Defects Prevention Study . Maternal caffeine consumption and small for gestational age births: results from a population-based case-control study. Matern Child Health J (2014) 18:1540–51.10.1007/s10995-013-1397-4

60. Partosch F, Mielke H, Stahlmann R, Gundert-Remy U. Caffeine intake in pregnancy: relationship between internal intake and effect on birth weight. Food Chem Toxicol (2015) 86:291–7.10.1016/j.fct.2015.11.005

61. Rhee J, Kim R, Kim Y, Tam M, Lai Y, Keum N, et al. Maternal caffeine consumption during pregnancy and risk of low birth weight: a dose-response meta-analysis of observational studies. PLoS One(2015) 10:e0132334.10.1371/journal.pone.0132334

62. Aranda JV, Collinge JM, Zinman R, Watters G. Maturation of caffeine elimination in infancy. Arch Dis Child (1979) 54:946–9.10.1136/adc.54.12.946

63. Nawrot P, Jordan S, Eastwood J, Rotstein J, Hugenholtz A, Feeley M. Effects of caffeine on human health. Food Addit Contam. 2003 Jan;20(1):1-30.

64. Saab S, Mallam D, Cox GA 2nd, Tong MJ. Impact of coffee on liver diseases: a systematic review. Liver Int. 2014 Apr;34(4):495-504.

www.ingramcontent.com/pod-product-compliance
Lightning Source LLC
Chambersburg PA
CBHW020716180526
45163CB00008B/3117